COVİD-19 PANDEMİĞİ İÇİN LARENJEKTOMİ REHBERİ

LARYNGECTOMEE GUIDE FOR COVID-19 PANDEMIC TURKISH EDITION

Yazar:

Itzhak Brook MD

Türkçe Çeviri: Ayşe Dinç Anderson, Biyolog, MBA, CPGP

İÇİNDEKİLER

İthaf

Bu klavuzu Larenjektomili yoldaşlarım ve onlara bakan yakınlarına yürek ve azimlerinden dolayı ithaf ediyorum.

Uyarı

Dr. Brook bir Kulak Burun Boğaz Hastalıkları ve Baş Boyun Cerrahisi uzmanı değildir. Bu kitapçık sağlık profesyonellerinin vereceği tıbbi hizmetlerin yerini tutamaz.

ÖNSÖZ

Koronavirüs pandemisi (COVID- 19) Larenjektomili ve sağlık görevlileri için birçok tıbbi, sosyal ve psikolojik zorluk getirmiştir. COVID -19 Larenjektomi rehberi boğazından nefes alan ve larenjektomili kişilerin COVID- 19 pandemisi ile mücadele etmeleri konusunda bilgi verir. Enfeksiyonun önlenmesi, depresyon ile mücadele, sosyal izolasyon, Lenfodem,f ibrozis, mukus problemleri ve ses protezi kaçağı gibi konuları içerir. Özofagus rehabilitasyonu, hastanede yatma, zinde olma ve faydalı gıdalar yeme konularında öneriler sunar.

Larenjektomi hakkında daha fazla bilgi Larenjektomi Rehberinde bulunabilir, "The Laryngectomee Guide Expanded Edition" (her ikisi de eBook ücretsiz, kitap ve Amazon Kindle. Benzer bilgiler websayfam "My Voice" (https://dribrook.blogspot.com/) da mevcuttur. Bu kitapçık ve web sitesinde radyoterapi ve kemoterapi yan etkileri, larenjektomiden sonra konuşma yöntemleri, solunum, stoma, ısı ve nem filtreleri ve konuşma protezleri ile ilgili bilgiler de vardır. Ayrica larenjektomililer yakınları için tıbbi, beslenme ve yutma, diş sağlığı ile ilgili ve psikolojik bilgiler yanında, solunum ve anestezi, bir larenjektomili olarak seyahat etme konularına da değindim.

COVID-19 pandemisi için Larenjektomi Rehberinde bulunan bilgi ve tavsiyeler 1 Haziran 2020 de mevcut olan bilgi ve önerilere dayanarak hazırlanmıstır. COVID-19 önlem ve başa çıkılması konusunda sürekli değişip gelişmektedir. Bu yüzden sağlık bakanlığı ve dünya sağlık örgütünün açıklamaları takip edilmeli ve doktorlara danışılmalıdır.

Bu rehber profesyonel bakımın yerini tutmaz ama Larenjektomilere ve onlara bakan yakınlarına hayatla başa çıkma ve COVID- 19 ile mücadelede yararlı olur.

1. Bölüm:

Boğazından nefes alan (larenjektomi dahil) kanser hastalarının COVID-19 dan korunması ve önlenmesi

---

Boğazından nefes alanlarda (larenjektomi dahil) Corona virüs enfeksiyonunun önlenmesi

Larenjektomi den sonra birçok insan daha az soğuk algınlığına yakalanır. Bunun sebebi solunum yolu virüslerinin genellikle vücuda yayılmadan önce (akciğerler dahil) ilk olarak burunu enfekte etmeleridir. Çünkü larenjektomililer burunlarından nefes almazlar, bu durum nadirdir.

Ancak bütün solunum yolu virüsleri (COVID-19 dahil) kontamine olmuş el, madde veya nefes aracılığı ile vücuda burun, ağız, konjunktiva ve stoma (Boğazından nefes alanlarda) aracılığı ile vücuda girer. Bu yüzden larenjektomililer kendilerini koruma konusunda çok daha dikkatli olmalıdır.

Larenjektomililer de diğer sağlık sorunları (kronik akciğer, karotis arter darlığı, kalp, beyin damarları, şeker ve kanser hastalığı gibi) olması ve üst solunum yolu direncini kaybetmesi sonrası alt lobun çökme eğilimi (Atelektazi) sebebi ile COVID-19 tedavisi faydalı olmayabilir. Ayrıca birçok Larenjektomililer geçmişte sigara kullanmış ise, kuru ve soğuk havanın etkisiyle mukus bezi fonksiyon bozukluğu ve iritasyon sonucu akut enfeksiyonlara daha yatkınlardır.

COVID-19 önlem ve başa çıkılması bilgileri sürekli değişip gelişmektedir. COVID-19 önlem ve tedavi önerileri değişebileceği için Sağlık Bakanlığı ve Amerika Hastalık Kontrol ve Önlem Merkezinin (Center of Disease Control and Prevention, CDC) açıklamaladrı takip edilmeli ve doktorlara danışılmalıdır.

Larenjektomililer ile yakın temasta olan herhangi biri COVID-19 ile enfekte veya temasta olur ise kendini karantinaya almalıdır ve Boğazından nefes alan kişi ile teması kesmelidir. Larenjektomililerin kendilerini ve çevresindekileri COVID-19'dan koruması çok önemlidir. Stomadan havalandırma riski arttığı için süper yayıcı olma potansiyelleri yüksektir ve bu yüzden total Larenjektomililer stomalarını dışarda sürekli kapalı tutmalıdır. Virüs parçacıklarının vücuda girişini ve havalandırmayı önlemek için bakteri ve virüs filtresi olan ısı ve nem değiştiriciler (Heat and Moisture Exchangers, HME) kullanılmalıdır. Birçok hasta Larenjektomi hortumu kullanmayı tercih eder ama pandemi döneminde stomaya bağlı valv HME'ye yalıtım sağlar ve havayı dışarı iter, böylece havalandırma riskini daha da azaltır. Eğer hasta valvlı HME ile yalıtım sağlayamıyorsa HME takılabilen larenjektomi hortumu kullanabilir, filtresi opsiyondur.

Larenjektomililer aşağıdaki önlemleri alarak kendilerini ve başkalarını koruyabilir:

- Sürekli, 24/7 özellikle diğer insanların yanında HME kullanmalı. Filterleme potansiyeli yüksek HME virüsü (Provox MicronTM gibi) içe çekme riskini büyük ölçüde azaltır. (1. Resim). Provox Micron, electrostatik filtresi sayesinde > 99.9% filtrasyon sağlar, kapağı konuşurken stomaya dokunulmasını önler. Ayrıca bunu kullanmak diğer insanları enfekte olmuş Larenjektomiliden korur. kullanımın ilk 24 saatinde maksimum etkinlik sağlar. Provox HME kaset adaptörü trakeostomi hortumu 15 mm ISO konnektörlü olan her türlü Provox HME kaseti ile kullanılabilmesini sağlar. Trakestomililer kendilerini ProTrach XtraCare HME kullanarak koruyabilir.

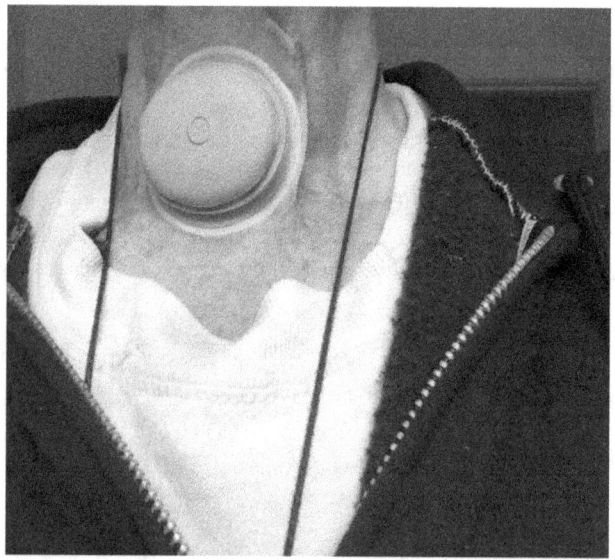

1. Resim: Provox micron

- Trakeoözofageal konuşanlar için handsfree HME kullanılanmak (çünkü konuşurken eliniz ile dokumanız gerekmiyor) daha iyidir. Standart HME kullananlar HME'lerine dokunmadan önce ellerini yıkamalıdır.

- Stomanın üzerine cerrahi maske (2 ve 3. resim), 100% pamuk dik yaka veya eşarp giymek gerekir. Cerrahi maskenin üst ipliği boyun etrafına sarılmalıdır. Maskenin alt iplerine ilave ip takılıp kolların altından geçirilerek sırttan bağlanmalıdır. (4-6. resimler).

- Ağız ve burn üzerine cerrahi maske veya respiratör, koruna gözlüğü veya yüz koruyucu siperlik (2 ve 3. resim) kullanılması. Bu virüsün bu yollardan vicuña girmesini veya pozitif insanlardan diğerlerine bulaştırlmasını engineer. Erkekler maskelerini takmadan once traş olmalıdır. Eğer düzgün kullanılırsa cerrahi maskeler (virüs ve bakteri taşıyan) büyük damlacıklardan , sıçrayan, düşen veya uçuşan parçacıklardan korur. (7. Resim). Cerrahi maskeler büyük damlacık ve parçacıklara karşı koruma sağlamada etkilidir ancak öksürme ve hapşırmadan dağılan çok küçük parçacıkları engelleyemez veya filtre edemez. Stomaya maske takmak ayrıca Larenjektomililerin kirli elleri ile bu bölgelere dokunmasını engeller.

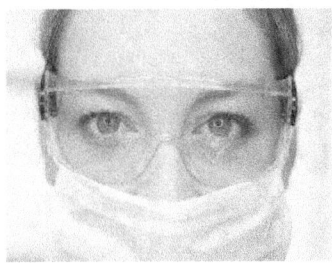

Picture 2: Ağız ve burn üzerine cerrahi maske ve koruyucu gözluk takılması

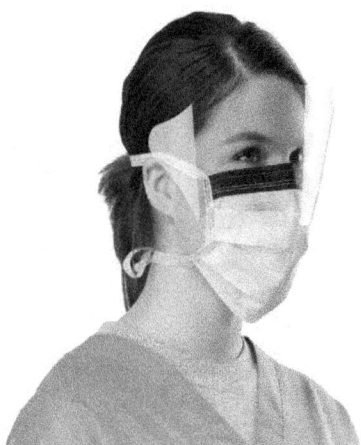

Picture 3: Yüz koruyucu siperlik ve cerrahi maske takılması

- Elleri sık sık 20 saniye sure su ve sabun ile yıkamak. Eğer su ve sabun yokes en az 60% alkali içeren dezenfektan ile elleri temizlemek. Bu durum özellikle stoma ile ilgilenirken vaya Trakeoözofageal konuşmak için HME ye dokunurken çok önemlidir.

- Elleri yıkamadan stoma, HME, göz, burn ve ağıza dokunmamak. Stomaya sol el ile dokunup bütün diğer aktiviteleri (kapı koluna dokunmak gibi) sağ el ile yapmayı alışkanlık haline getirmek faydalı bir rutin olacaktır.

- Kalablık ve halwa açık earlier mümkün olduğunca gitmemek ve hasta kişilerle temas kurmamak.

- Sıkça dokunulan yüzey ve maddeleri temizleyip dezenfekte etmek.

Boynundan nefes alan hastalar ile yakın temasta olan COVID-19 semptomsuz taşıyıcı veya pozitif kişiler onlara virüs bulaştırabilir. Bu kişiler ve boynundan nefes alan hastalar temasa geçtiklerinde mutlaka ellerini titizce dezenfekte etmeli ve cerrahi maske, eldüven, yüz siperi ve diğer koruyucu şeyleri kullanmalıdır.

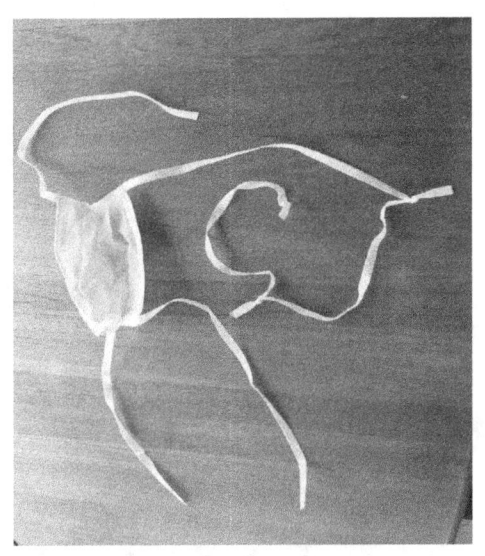

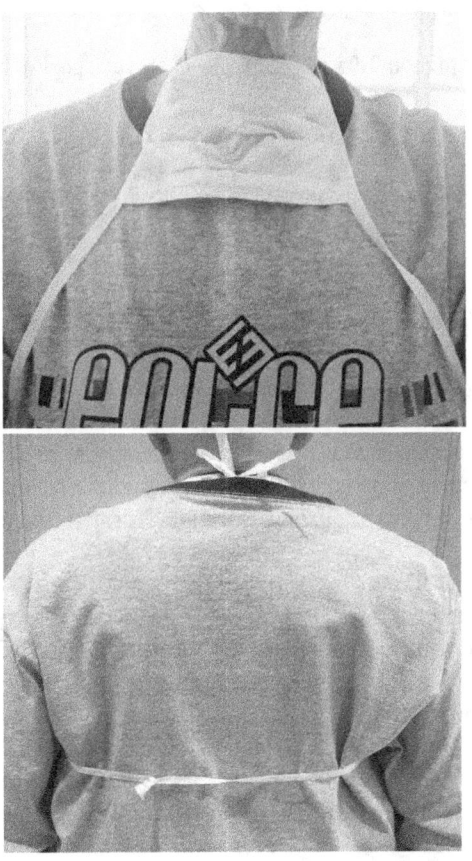

4-6. Resim: Stoma üzerine yüz maskesi takılması

13

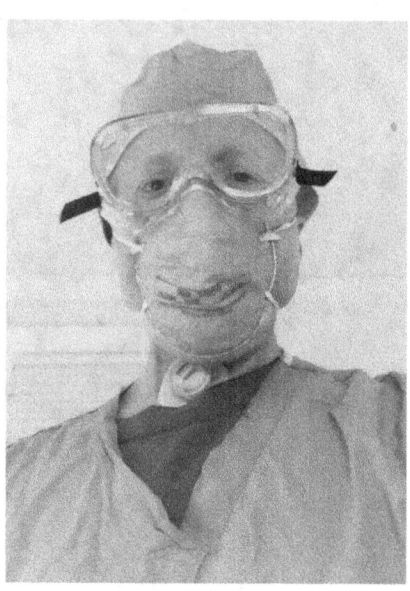

7. Resim: Provox Micron, N95 yüz maskesi ve koruyucu gözlük kullanarak korunma

Boyundan nefes alanlar için yüz maskesi, N95 respiratör ve yumusak yuz kapatıcılar

hakkında bilgi

Larenjektomiler dahil boynundan nefes alan kişilerin (HME kullanılsa bile) stoma, burun ve ağızlarını iki maske veya respiratör (sadece stoma için geçerli) ile, bunlar bulunamıyorsa yumuşak (bez gibi) yüz örtüsü ile kapatmaları tavsiye edilmektedir.

Eğer doğru kullanılırsa cerrahi maskeler (virüs ve bakteri taşıyan) büyük damlacıklardan, sıçrayan, düşen veya uçuşan parçacıklardan korunmaya yardımcı olabilir. Cerrahi maskeler ayrıca kullanıcının ağız ve burun salgılarının başkalarına geçmesi riskini azaltır.

Cerrahi maskeler büyük damlacık ve parçacıklara karşı koruma sağlamada etkilidir ancak havadaki öksürme ve hapşırmadan dağılan çok küçük parçacıkların geçişini engelleyemez veya filtre edemez. Unutmayalım ki N95 respiratör ve koruyucu yüz siperi COVID-19 bulaşmasını 100% engelleyemez. Yakın geçmişte Smith et al., ve Long et al tarafından yapılan araştırmada N95 respiratörlerinin influenza dan korunmada standart cerrahi maskeden daha etkili olduğunu kanıtlayamamıştır.

Bir N95 respiratörü (N yağlı maddelere karşı etkili olmayan, 95 havadaki yağ içermeyen parçacıkların filtrelenmesinde 95% etkili, ve respiratör zararlı maddelerin ağız ve burun yoluyla içe çekilmesini engelleyen alet anlamına gelir) SARS-CoV-2 virüs parçacıkları içeren havanın içe çekilmesine karşı fiziksel ve elektrostatik bariyer kurarak işlev görür. (8. Resim). Bunlar 0.3

mikrondan daha büyük parçacıkların filtre edilmesinde 95% etkilidir. Ancak virüs parçacıkları zaten kendileri 0.2 mikrondan daha küçüktür; bunlar su, mukus ve tükrük gibi çok daha büyük parçacıklar tarafından taşınırlar. Respiratörlerin gözenekleri yaklaşık 1 mikron olduğu için filtresinin elektrostatik özelliği koruma sağlamak açısından daha önemlidir.

N95 maskesinin dış yüzeyi nemin geçini önlemek amacı ile su geçirmez, iç yüzeyi ise sentetik maddeden yapılmıştır. Su ve sabun ile yıkandığında etkinliğini kaybeder. Ultraviyole ışınları, hidrojen peroksit buharı ve sıcak su buharı maskenin sentetik kumaşını zedelemeden virüsleri yok eder ve etkinliğini koruyarak tekrar kullanılmasına müsade eder.

Eğer respiratör yeniden kullanılacaksa maske kontamine olmaması için yüzeyine dokunmadan çok dikkatli bir şekilde çıkarılmalıdır. Dikkatli yerleştirme önemlidir. Maskenin etkinliği üzerine sakkarin sıkılarak test edilebilir, eğer derin nefes alıp sakkarinin tadını alabiliyorsak o maske standartlara uygun değil demektir. Eğer karşınızdaki kişinin nefesindeki soğan, sarımsak veya alkol ün kokusunu alabiliyorsanız o kişiye çok yaklaşmışşınız demektir, 3 metre yada degil.

Son zamanlarda yapılan araştırmalar COVID-19'in yumuşak yüzey veya kumaş maskelerden bulaşmasının (en fazla 24 saat yaşar) kapı kolu, asansör düğmesi, masa örtüsü, çatal-kaşık, bardak gibi üzerinde 3-4 gün yaşayabildiği sert yüzeylerden bulaşmasından daha zor olduğunu söylüyor. Kumaş maskeler COVID-19 ile enfekte olmuş diğer bir kişinin çamaşırları ile birlikte, su sıcaklığı virüsü yok edecek kadar yüksek olduğu sürece, yıkanabilir.

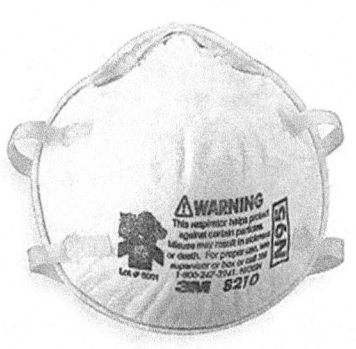

8. Resim: N95 respiratör

15

Sakal ve yüz tüyü maskenin COVID-19'e karşı korumasını düşürür

Amerikan Hastalık Kontrol Şefliği (CDC) özellikle çevreden virüs kapma riskinin yüksek ve sosyal mesafeyi korumanın zor olduğu (marketler eczaneler gibi) halka açık yerlerde (cerrahi maske veya respiratör gibi) yüz kapayıcıların kullanılmasını öneriyor. Fakat boynundan nefes alan kişiler (Larenjektomilliler ve Trakeostomililer) stomalarından nefes aldığı için yüz maskesine ilaveten stomalarını mofifiye edilmiş maske veya HME ile kapatmaları gerekir.

Yüz maskesinin yalıtımından emin olmak solunum yollarını korumanın en hayati kısmıdır. Maskenin veya respiratörün yalıtılan kısmından sarkan sakal veya bıyık gibi yüz kılları, maksimum koruması tam kapalı sıkı yalıtıma dayanan respiratörlerin etkili koruma sağlamasını olumsuz yönde etkiler. (9. Resim). Havadaki gaz, buhar ve virüs parçacıkları zaralı maddeleri yakalayan veya filtre eden respiratörü aşıp direncin en az olduğu kısımlardan ilerler. Bu durum COVID-19'in solunum yoluna ulaşmasına sebep olur.

Bu yüzden boynundan nefes alanlar dahil herkes maske takmadan önce yüzdeki tüyleri temizlemeli. Traş olmak total boyun diseksiyonu olmuş hastalardaki bölgesel hissizlik sebebi ile zor olabilir. Elektrikli traş makineleri ciltte herhangi bir yaralanma olmadan yüz kıllarının güvenli bir şekilde temizlenmesini sağlar.

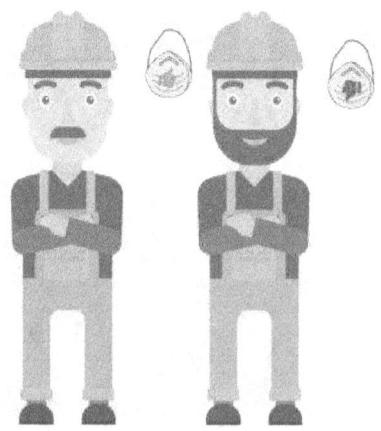

9. Resim: Yüz kılları ve cerrahi maske

Bağışıklık sistemi zayıf hastaların COVID-19 den korunması

Yaşlılar, kalp, akciğer veya şeker gibi ciddi hastalığı olanlar ve bağışıklık sistemi zayıf kişiler COVID-19 hastalığının etkilerini daha ağır yaşama riskini taşıyor gibi görünmektedir. Risk faktörü sayısı arttıkça risk te yükselir.

Bağışıklık sistemi zayıf kişilere örnek olarak HIV/AIDS, kanser, organ/doku nakledilmiş bağışıklık yitirici ilaç kullanan ve ırsi yoldan geçmiş hastaları sayabiliriz.

Baş boyun dahil bütün kanser hastaları ilaveten aşağıdaki koşullara uyuyor ise COVID -19 enfeksiyonundan zarar görme riski daha da artar.

- 55 yaş ve üzeri

- Akciğer hastalığı

- Kronik böbrek hastalığı

- Yüksek tansiyon ve7veya kardiyovasküler hastalık

- Şeker hastalığı

- Bağışıklık yitiricilere kronik prednizon (>20 mg/day), biyolojik madde, nakil, kemoterapi ve HİV gibi tedaviler dahildir. Hastalığın siddet riski bağışıklığın yitirilmişlik derecesine bağlıdır.

Bu kişiler ve bunlarla yakın temasta olanlar Amerikan Hastalık Kontrol Şefliği (CDC) ve bölgesel yönetimlerinin talimatlarını cok yakından takip etmelidir. Evde kalarak kendilerini izole etmeleri ve her türlü temastan kaçınmaları önerilmektedir. https://www.cdc.gov/coronavirus/2019-ncov/index.html.

Hasta olduklarında veya öneriler için doktorları ile görüşmeleri tavsiye edilmektedir.

Baş boyun kanseri hastası olarak COVID-19 ile mücadele

Küresel COVID-19 pandemisi baş boyun kanseri tedavisi altında olanlar, yakınları ve geçmiste bu hastalığı geçirenler için daha fazla stres yaratmaktadır.

COVID-19 hastası sayısı artmakla beraber birçok sağlık kurulusu COVID-19 hastalarını etkili bir şekilde tedavi etmek yanında calışanlarına ve diğer hastalara bulaşma riskini azaltmak için bir cok strateji geliştirmiştir. Ameliyat odası ve hasta yatak sayısı yetersizliği, güvenli ve hijyenik ortam sağlayacak kişisel koruma malzemelerinin yokluğu ayrıca değerlendirimeye alınmıştır.

Aşağıdakiler Baş Boyun Kanseri Birliğinin hazırladığı yakın gelecekteki değişikliklere kısaca göstermektedir (modife edilmiş);

Aktif olarak tedavi gören (özellikle kemoterapi) insanların enfeksiyon kapma riski daha yüksektir. Bu hastaların ve onlarla yakın temasta olan kişilerin Amerikan Hastalık Kontrol Şefliği (CDC) ve yerel yöntimlerinin talimatlarına uymaları çok önemlidir:

- Elleri bilekler dahil sık sık 20 saniye sure su ve sabun ile yıkamak.

- Elleri yıkama imkanı yoksa el dezenfektanı ile 20 saniye el ve bileği ovalamak.

- Masa üstu, kapı kolu ve telefon gibi ortak kullanılan yüzeyleri dezenfekte etmek.

- Diğer insanlar ile en az 3 metre mesafeyi korumak, el sıkmak veya sarılmak gibi yakınlık göstergelerini engellemek.

- Özellikle kapalı ortamlarda 6 kişiden fazla olan gruplara katılmamak.

- Başka kişilerle bardak, çatal kaşık ortak kullanmamak.

- Öksürürken ve hapsururken ağız ve stomayı kapatmak.

- Virüsle karşılaşma riskinin olduğu yerlerde maske ve koruyucu gözlük takmak.

- COVID-19 pozitif, öksüren veya ateşi yüksek olan kişiler ile temas halinde olmamak.

- Hava yolu ve diğer toplu taşıma araçlarını kullanmamak.

- Hasta hissettiğinizde (öksürük, ateş,kas ağrısı veya diğer şikayetler olduğunda) veya COVID-19 pozitif olduğundan süphelendiğiniz biri ile temasınız olduğunda hemen doktoru aramak. Virüs için muayene ve test yapılması zorunlu olabilir.

Tedavisi biten hastalar kanserin nükse etmesini gözlemek ve tedavi yan etkilerini ele almak için rutin olarak kontrollere giderler. Bu kriz döneminde bu kontroller acil olmayabilir ve hem doktorun hem hastanın COVID-19'e yakalanma riskini artırır. Bu yüzden birçok sağlık kurulusu bulaşma riskini azaltmak ve sınırlı hastane imkanlarını korumak amacı ile acil olmayan ameliyatları, rutin kontrolleri ve çekimleri (CT ve PET7CT gibi) erteliyorlar. Fakat hasta kanser ile ilgili yeni semptom veya uyarılar gösteriyorsa (artan ağız ve boğaz ağrısı, yutkunma ve konusmada değişiklikler, ağızda iki haftadır geçmeyen noktalar, açıklanamayan kulak ağrısı veya boğazda yeni bir kitle gibi) doktoruna haber verip muayene edilmesi gerekebilir.

Sosyal mesafe, izolasyon ve evde karantina COVID-19'e yakalanma riskini azaltsa da diğer sağlık sorunları riskini artırır. İleri yaştaki yetişkinlerde sosyal izolasyon kardiyovasküler, otoimmun, nörobilişsel ve akıl sağlığı sorunları riskini artırmaktadır. Bu yüzden pandemi döneminde bile olsa kişiler sağlık sorunlarını ihmal etmemelidir.

Bazı sağlık kuruluşları hem personelin hem de hastanın virüs'e maruz kalmaması için sanal klinik adı verilen (Telemedıcıne) video aracılığı ile sağlık personelleri ile görüşme imkanı sunuyor. Sanal randevu veya telemedicine her ne ne kadar yüz yüze muayene'nin yerini tutmasa da bu kriz döneminde etkili doktor-hasta görüşmesi sağlayıp hastalıkla ilgili semptomlar, sorunlar ve sonraki adımların görüşülebilmesini sağlıyor. Sanal muayeneler hastanın hastane veya kliniklerle direk temasını önlediği, sağlık personelini, bağışıklık sistemi zayıflamış kişileri ve başkalarını da koruduğu icin Baş ve Boyun Kanseri geçirmis hastalarda çok önemlidir. Baş ve Boyun Kanseri geçirmis hastalar ve yakınları bu yöntemin kanser gözetiminde doktorların hangi hastaların hastaneye gitmesi gerektiğine karar vermesinde etkili olduğu gerçektir.

Diğer genel düşünceler :
- Aile, sevdiklerimiz ve sağlık personeli ile iletişim halinde kalmak.

- Yeterli miktarda (en az iki haftalık) kolaylıkla saklanabilen, ilaç, temizlik malzemesi ve diğer zorunlu şeyleri stokta bulundurmak.

- Doktorunuza yeterli miktarda reçeteli ilaç ve diğer zorunlu (hortum besinleri, trakeostomi ve kişisel koruyucu gibi) malzemelere erişebileceğinizden emin olmak amacıyla ulaşmak.

Boynundan nefes alan kişilerin (Larenjektomililer ve Trakeostomililer) hava yollarının dış ortama açık olması sebebi ile COVID-19'e yakalanma riskleri daha fazladır. Bu kişiler durumlarına özel tedbirleri almalıdır (yukarıda belirtildiği gibi).

Larenjektomillilere COVID-19 testi yapılması

İki türlü COVID-19 testi mevcuttur: viral ve antikor testleri.

- Virüs testi kişinin o anda akut enfeksiyonu olup olmadığını gösterir. Nazafarenjal (burun veya orofarenjeal) pamuklu çubuk ile örnek alınarak uygulanır. Boyundan nefes alanlar iki bölgeden test edilmeli: Nazafarenjal ve stoma örnekleri alınmalı.

- Antikor testi kan örneğinden yapılır. Kişinin geçmişte enfekte olup olmadığını gösterir.

Virüs testi pozitif çıkanlar ve hasta olanlar veya hasta bakması gerekenler koruma önlemleri almalıdır.

Negatif virüs testi test olan kişinin sadece test sırasında COVID-19 taşımadığını gösterir. Virüs testi COVID-19 pozitif veya negatif olsa da test yapılan kişi kendisini ve diğerlerini korumak adına tedbirler almalıdır.

Antikor testi kişinin o anda enfeksiyon geçirip geçirmediğini göstermeyebilir çünkü enfeksiyonun antikor yapması 1-3 hafta arası sürer. Şu anda antikorların kişiyi tekrar enfeksiyondan koruyup korumayacağı, veya korumanın ne kadar süreceği bilinmemektedir. Amerikan Hastalık Kontrol Şefliği (CDC) kimlerin test edilmesi gerektiği konusunda klavuz yayınladı ancak test edip etmeme kararlarını yerel yönetimler ve sağlık personelleri vermektedir.

Daha fazla detaya https://www.cdc.gov/coronavirus/2019-ncov/symptoms-testing/testing.html and https://www.cdc.gov/coronavirus/2019-nCoV/lab/index.html dan ulaşılabilir.

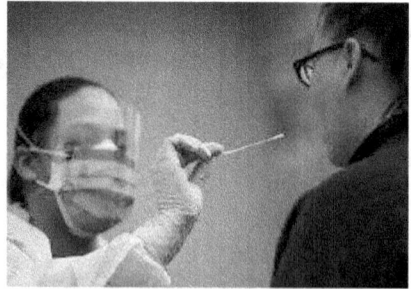

10. Resim: Pamuklu çubuk ile örnek alınması

2. Bölüm:

COVID-19 pandemisinin baş boyun hastaları (larenjektomi dahil) üzerinde yarattığı psikolojik ve sosyal sorunlar

---

COVID-19 pandemisinin baş boyun hastaları (larenjektomi dahil) üzerinde yarattığı

psikolojik sorunlar

Günümüzün COVID-19 patlaması toplum düzeyinde depresyon, korku, kaygı ve stres yaratmaktadır. Karantina döneminde intiharların arttığı belirtilmiştir. Kişiler, spesifik olmayan (ruh halinde değişmeler, uyku problemleri, fobi ve panik gibi) sorunlar yaşayabilmekle beraber, artan kaygı veya ruhsal denge bozukluğu gibi sorunlar yaşayabilmektedir. Baş Boyun Kanseri hastaları virüs enfeksiyonuna olduğu kadar bu tür psikolojik sorunlara karşı da hassastır. Larenjektomililer de sosyal izolasyon ve yalnızlık hissi artabilir. Tıbbi destek ve sağlık için gerekli malzemelere ulaşmaktaki zorluklar ve ekonomik durum sorunları daha da kötüleştirmektedir.

Obsesif kompulsif bozukluğu (OKB), travma sonrası stres bozukluğu, kaygı, depresyon, paronaya gibi psikolojik sorunları olan Baş Boyun Kanseri hastalarının semptomlarında artış görülebilir.

Baş Boyun Kanseri hastaları bun durumu tahmin ederek psikolojik hassaslıklarını dengelemek için aşağıdaki gibi adımları atabilir:

- Ruh sağlığı uzmanlarından (Psikolog, psikiyatrist veya yaşam koçu gibi) ile iletişime geçip yardım istemek.

- Sağlıkla ilgili veya diğer malzemelerin evlerine başkaları tarafından getirilmesi.

- Okumak, film izlemek, yürüyüş, egzersiz yapmak veya yeni yetenekler öğrenmek gibi şeylerle dikkati başka yönlere çekmek.

- Rutin geliştirmek.

- Bilgileri güvenli kaynaklardan almak.

- Haberleri günün belirli saatlerinde izlemek.

- Kaygı ve düşüncelerdeki gerçekler arasındaki fark konusunda kendini eğitmek.

21

- Önerilere uymak (elleri önerildiği gibi yıkamak, yüze dokunmamak, sarılıp el sıkmamak, evde kalmak ve semptomlar sağlık sorunları yaşandığında doktora görünmek).

- Aile bireyleri ve arkadaşlar ile telefon, internet, sosyal medya veya videolu aramalar aracılığı ile görüşmek.

Bu önerilere uymak Baş Boyun Kanseri hastalarının korona virus pandemi dönemini daha sağlıklı atlatmalarını sağlar

Depresyon ile mücadele

Bir çok kişi COVID-19 pandemisi nedeniyle kendini depresyonda hissemekte. Sosyal izolasyon, enfeksiyon kapma korkusu, diş ve diğer sağlık sorunlarına tedavi alamamak depresyonu şiddetlendirmektedir. Larenjektomililer konuşma ve diğer normal günlük fonksiyon sınırları sebebi ile depresyona daha yatkındır. Daha kötüsü toplumda depresyon ile tanınmak bu konuda yardım istemeyi daha da zorlaştırır.

Depresyonun bazı belirtileri aşağıdaki gibidir:

- Hayatın anlamı olmaması, umutsuz ve çaresiz hissetmek.

- Arkadaş veya aile bireyleri ile birlikte olmak istememek.

- İletişim kuramamak.

- Dikkat verememek.

- Daha önce hoşlandığı hobi ve aktiviteler'e karşı ilgisizlik.

- İştah yokluğu, yiyeceklere karşı ilgisizlik.

- Uzun süre veya günde çok defa ağlamak.

- Çok az veya fazla uyumak gibi uyku sorunları yaşamak.

- Enerji yokluğu ve ilgisiziık.

- Sevinç ve umutsuzluk arasında geniş ruh hali atlamaları.

- İzole olmuş hissi.

- Seks isteğinde değişiklikler.

- Sık sık ölüm düşüncesi, pilanlamak ve uygulamak dahil intihar düsünceleri.

Bir Larenjektomililnin kanser gölgesindeiki hayati zorluklar onların depresyon ile mücadelesini daha da zorlaştırmaktadır. Zorla konuşabilmek veya hiç konuşamamak onların duygularını ifade etmelerini daha da zorlaştırır ve izolasyona iter. Bu sorulara ameliyat veya farklı çözumler yoktur, larenjektomi den sonra ruh sağlığına daha fazla eğilinmelidir.

Depresyon ile mücadele etmek ve başarmak, sadece hastanın iyi olmasını değil ayrıca tedavinin etkili olması, hayatta kalma ve kesin tedavi için çok önemlidir. Vücut ve ruh arasındaki bağlantıyı bilimsel olarak kanıtlayan çalışma sayısı sürekli artmaktadır. Bu bağlantılar şimdilik tam olarak anlaşılamamıştır ama iyileşmek için motivasyonu yüksek ve pozıtıf davranan kişilerin ciddi hastalıklardan daha çabuk iyileştiği, daha uzun yaşadığı ve olmadık şeyleri aştıkları gözlenmiştir.

Aklından intihar gibi düşünceler geçirenler psikolog, psikiyatrist veya yaşam koçu gibi ruh sağlığı uzmanlarından yardım istemelidir.

Depresyonu aşmak

Umut ediyorum ki COVID- 19 pandemi döneminde insanlar depresyonu aşma isteği gücünü kendinde bulabilir.

Larenjektomililer ve Baş Boyun Kanseri hastalarının depresyonu aşma yollarından bazıları aşağıki gibidir:

- Alkol, sigara gibi zararlı maddelerden kaçınmak.

- Güvendiğin ve rahat hissettiğin doktor, hemşire veya başka bir sağlık görevlisinden yardım istemek.

- İlaçların yan etkilerinden kaçınınız (örneğin hipotiroidi, ilaç yan etkisi).

- Proaktif olmakta kararlı olun.

- Stresi en aza düşürün.

- Diğerlerine örnek olun.

- Eski aktivitelerinize tekrar dönün.

- Psikolog veya yaşam koçu ile konuşun.

- Depresyon ilacı kullanıp kullanmamanız gerektiğini değerlendirin.

- Dost, arkadaş, aile bireyleri, diğer larenjektomililer ve destek guruplarından den destek isteyin.

İnsanın manevi yönünü yenilemenin yolları vardır:

- Boş zamanlarınızı değerlendirecek aktiviteler düzenleyin.

- Kişisel ilişkiler kurun.

- Fiziksel zindeliğinizi koruyun ve aktif kalın.

- Aile ve akrabalar ile yeniden yakınlaşın.

- Gönüllü yardımlarda bulunun.

- Anlamlı projelere katılın.

- Dinlenin.

Aile ve arkadaşların desteği çok önemlidir. Başka insanların hayatları ile ilgilenmek ve onlara katkıda bulunmak hayat verir gibi canlandırabilir kişileri. Başka insanların çocuklarına ve torunlarına katkıda bulunmak ve onların hayatında fark yaratmanın zevki insanlara güç verebilir. Sıkıntılı dönemlerde hayattan vazgeçmeyerek çocuklara ve torunlara örnek kişi olmak depresyona karşı dirençli ve proaktif olma konusunda etkilidir.

Ameliyat olmadan önce hoşlanılan aktivitelere katılmaya devam etmek kişinin hayatta anlam bulmasını sağlar. Bölgenizde bulunan larenjektomililerin oluşturduğu guruba katılmak yeni bir destek ve arkadaşlık ve danışma ortamı sağlayabilir.

Psikolog, psikiyatrist veya yaşam koçu gibi ruh sağlığı uzmanlarından yardım istemek gerekebilir.

Pandemi döneminde bu daha zor olsa da telemedicine yolunu kullanmak gerekebilir. Depresyonun birçok tedavisi mevcuttur. Psikoterapi, ilaç ve manyetik uyarım tedavisi bunlardan bazılarıdır. Sürekli bilgili ve sizinle iyi ilgilenen bir doktor ve konuşma terapisti kontolünde olmak çok önemlidir. Onların sizin sağlığınız ile iç içe olmaları yeni ortaya çıkabilecek sağlık ve konuşma sorunlarının çözülmesine yardımcı olur ve hastanın kendini daha iyi hissetmesini sağlar.

Aklından intihar geçiren kişiler psikolog, psikiyatrist veya yaşam koçu gibi ruh sağlığı uzmanlarından hemen yardım istemelidir.

Larenjektomiler COVID -19 karantin konusunu nasıl aşar

COVID -19 den kaynaklanan zorunlu karantina larenjektomililer için zor olabilir. Komunikasyonda yaşadıkları zorluklar onları daha fazla izolasyon, sağlık ve psikolojik sorunlara iter.

Psikolojik hassaslıklarını aşmak adına aldıkları önlemlere (rutin oluşturmak, okumak, film izlemek, yürüyüş ve spor yapmak, yeni yetenekler geliştirmek gibi) ilave olarak larenjektomiler aşağıdaki adımları da atabilir:

- Tablet, akıllı telefon veya bilgisayar kullanarak email, telefon, mesaj aracılığı ile aile, arkadaş ve destek gurupları ile iletişim halinde olarak. Bunu sağlayacak görüntülü konuşulabilen birçok mobil uygulama vardır (Skype, FaceTime, Zoom gibi). Diz üstü bilgisayarı, iPad veya iPhone'a bağlanmış el ile tutulabilen mikrofon ses kalite ve düzeyini artıracaktır. (11. Resim). Destek gurupları bu metodları kullanarak toplantılarını gerçekleştirebilir.

- Trakeoözofageal Ses Protezi ile konuşanlar sızan protezlerini şarja tatıklarında (özofageal konuşma, elektrolarenks, işaret dili gibi) farklı metodları kullanarak konuşmayı öğrenebilir.

- Saşlık, diş ve psikolojik sorunları ihmal etmemek. Doktor, ruh sağlığı uzmanları ve konuşma terapistinden yardım almaya devam etmek. Bu kişileri fiziksel olarak ulaşamıyorsa telemedıcıne ile iletişime geçmek.

- Evde konuşma ve solunum yolları bakımı için yeterli miktarda stok bulundurmak (HME, saline topları gibi).

Evde kalma ve diğer kısıtlamalar azaltılsa bile larenjektomililerin bütün önlemleri almaya devam etmeleri ihtiyatlı olmalarını sağlar. COVID-19 enfeksiyonları ile ilgili aşı, ilaç bulunması ve klinik deneyimlerin artması ile enfeksiyon daha az tehlikeli olacaktır.

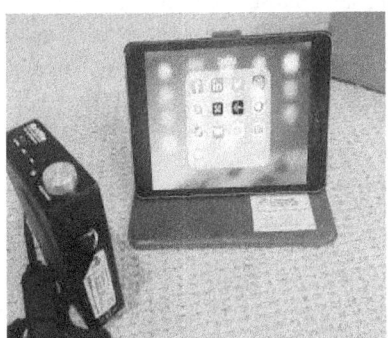

11. Resim: Ses çıkarıcının sesin yükseltilmesi için İpad yakınına yerleştirilmesi
COVID-19 pandemi döneminde dışarı çıkmak. Larenjektomiler ne yapmalı?

Larenjektomiler COVID-19 pandemi döneminde evden dışarı çıktıklarında birçok sosyal ve sağlık zorlukları ile karşılaşabilirler. Birçok bounundan nefes almayan kişi larenjektomilerin sağlık sorununun farkında olmadan veya bilmeden onlara karşı negatif tavır takınabilir. Larenjektomililer öksürdüğünde, hapşırdığında vaya ulu orta stoma bakımı yaptığında diğer insanlar alarma geçebilirler.

Halka açık yerlerde larenjektomililerin yapması gerekenler:

- Salin koymak dahil, stoma ve trake temizliğini, boğazdaki sekresyonları öksürerek çıkartmayı dışarı çıkmadan hemen önce yapmak.

- Eğer evde değilse stoma ve trake temizliğini, boğazdaki sekresyonları öksürerek çıkartmayı başkalarından uzak gizli bir yerde (tuvalet, ayrı bir oda gibi) yapmak.

- Öksürüp hapşururken stomayı (mendil, bez veya kol ile) kapatmak. Bunu başka insanlardan uzakta yapmak daha iyi olacaktır. Eğer larenjektomili COVID-19 gibi solunum yolu virüsü taşıyorsa şiddetli öksürmede ile stomadan çok miktarda dışarı atılan salgı ile bunu başkalarına bulastırabilir.

- Başkaları ile arada en az 3 metre mesafe bırakmak.

- Stomaya en az kullanılan el ile dokunmak ve diğer tüm işlevleri (kapı koluna dokunmak gibi) öbür elle yapmayı alışkanlık haline getirmek.

- Ağız ve burunu cerrahi maske veya başka bir şeyle kapatmak (buna ilaveten stoma üzerini de kapatmak). Bunu yapmak larenjektomiliyi başkalarından, eğer larenjektomili pozıtıf ise başkalarını enfekte olmaktan korumak için gereklidir.

  Ağız ve burnunu maske ile kapatmak larenjektomililerin toplulukta öne çıkmalarını da engeller. Yüze ve stomaya takılan maskeler larenjektomilinin kirli eller ile o bölgelere dokunmasını da engeller.

Evde kalma ve diğer kısıtlamalar azaltılsa bile larenjektomililerin bütün önlemleri almaya devam etmeleri ihtiyatlı olmalarını sağlar. COVID-19 enfeksiyonları ile ilgili aşı, ilaç bulunması ve klinik deneyimlerin artması ile enfeksiyon daha az tehlikeli olacaktır.

3. Bölüm:

Pandemi döneminde ses protezi kaçağı ve yerindin çıkması konusunda nasıl özen gösterilir

---

Koronavirüs (COVID- 19) pandemi döneminde ses protezi kaçağı ve yerindin çıkması ile mücadele

Korona (COVID-19) pandemisi larenjektomilier ve onların sağlık personelleri için bir çok sorunu beraberinde getirir. Azaltılmış poliklinik ve ses protez servisleri sebebiyle, trakeoözofageal ses protezi kullananlar protez etrafındaki sızıntı sebebiyle doktor tarafından değiştirilen (yerine oturtulan) protezlerinin işlemi için doktor bulmakta zorluk çekebilir. Ses protezinde sızıntı olan bir kişi zatürre gibi bir COVİD -19'a maruz kalmış kişilerde çok ciddi sorunlara yol açan sekelleri aspire etme riski artar.

Aşağıdakiler bu zorluklar ile nasıl mücadele edilebileceğini gösterir:

- Mümkünse hastanın kendisinin değiştirebileceği (yerine oturtulan) ses protezi kullanmak.

- Mevcut protezinizin ömrünü, fırça ile temizleyerek, haznesini püskürterek ve mantar oluşumunu önleyerek temiz tutarak uzatabilirsiniz (aşağıya bakınız).

Eğer ses protezinizde sızıntı varsa:

- Sızıntıyı Larenjektomi Rehberin de https://irp-cdn.multiscreensite.com/c6a15bae/files/uploaded/Lary%20Guide%20Turkish.pdf (sayfa 21-23) veya web sayfası http://dribrook.blogspot.com/p/tracheo-esophageal-voice-prosthesistep.html da tarif edildiği gibi temizlenip fırçalayarak durdurmaya çalışmak

- Her ne zaman sıvı aldığınızda, çıkarıp bir kenara koyduğunuzda veya başka bir konuşma yöntemine geçtiğinizde (esofajdan konuşma, elektrolarenks gibi) sızıntıyı uygun bir tıpa ile (12. resim) tıkamak (esofajdan konuşma, elektrolarenks gibi).

- Yoğun sıvılar (yoğurt, jöle, çorba, yulaf ezmesi gibi) almak genellikle protez etrafında sızıntıya sebep olmaz.

- Kendini çok zorlamadan uzanarak yavaş yavaş sıvıyı azar miktarda almak, sıvıyı yemek yiyor gibi çiğnemek ve çiğnerken konuşuyor gibi birkaç kelime söylemek, trakeye sıvı sızmasını engelleyebilir veya riski azaltabilir.

- Eğer protez yanlışlıkla yerinden oynadıysa veya çıktıysa (aspirasyon değilse), 12 Fr/ 16 kırmızı pilastik sonda (13. resim) veya delme kanal genişletici trakeoözofagealaya takılarak yeni protez gelene kadar kapanmasını önlenebilir. Pilastik sonda yeni protez gelene kadar besin sağladığı için avantajlıdır.

Yerinden oynayan protez aspire edilirse, protezin derhal çıkarılması gerekebileceği için Larenjektomiıı kişi derhal tıbbi yardım istemelidir.

Ses protezinde sızıntı olduğunda doktor veya konuşma terapisti ile iletişime geçmek iyi fikirdir.

Ses protezinde sızıntıya nasıl engel olunacağı ve sızıntı olursa bu durumda ne yapılması gerektiği konusunda daha fazla bilgi aşağıdaki kısımda açıklanmıştır. Bu konuda bilgi ayrıca Larenjektomi Rehberin de https://irp-cdn.multiscreensite.com/c6a15bae/files/uploaded/Lary%20Guide%20Turkish.pdf (sayfa 21-23), http://goo.gl/z8RxEt ve web sayfam Sesim http://dribrook.blogspot.com/p/tracheo-esophageal-voice-prosthesis-tep.html de bulunabilir.

Eğer ses protezi sızma yaparsa ne yapılması gerektiği ile ilgili video Https://www.youtube.com/watch?v=w0K98HtE308&feature=youtu.be dan izlenebilir.

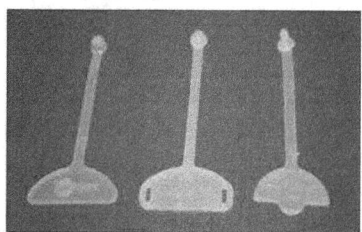

12.   Resim: Ses protezi kapakları

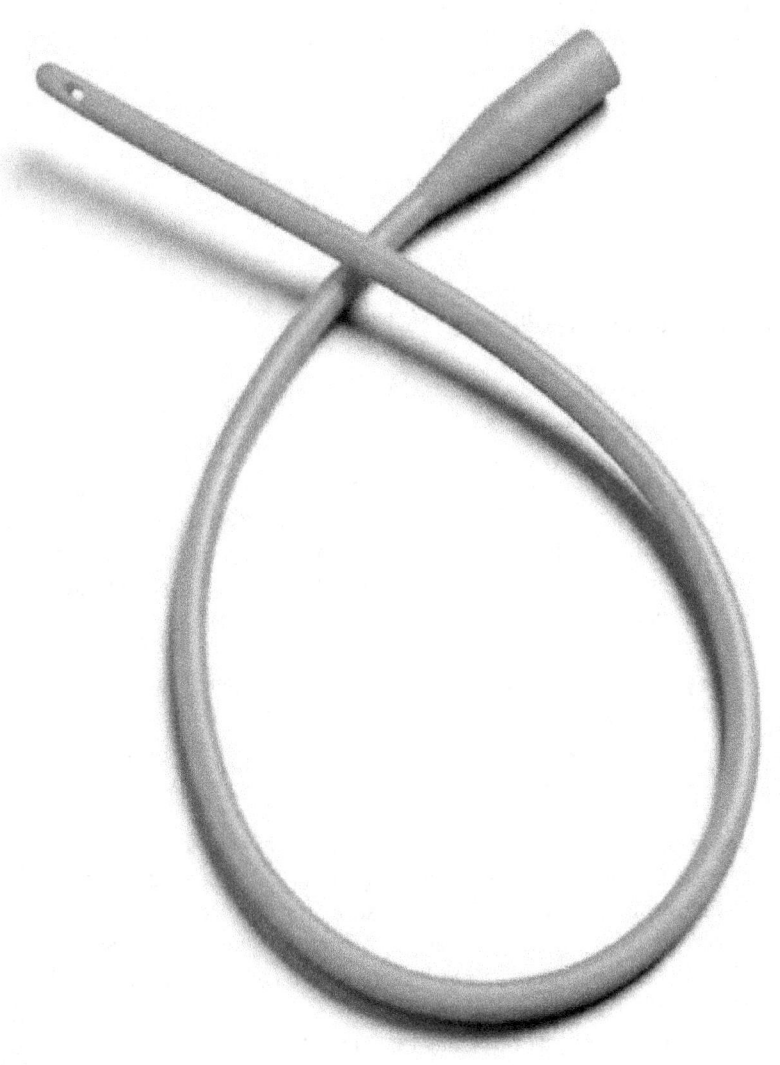

13, Resim: Kırmızı sonda

Ses protezinin temizlenmesi ve kaçağın önlenmesi

Ses protezinin temiz tutulması dayanıklılığı ve düzgün çalışması için cok önemlidir.
Temizlenmezse protez sızıntı yapar, kişinin konuşması etkilenir ve zayıflar. Ses protezinin iç

kısmının (lümen) günde en az iki defa (sabah ve akşam) özellikle yedikten sonra temizlenmesi, mukus ve gıda parçacıklarının bölgede tıkalı kalmaması için gereklidir. Bazen mukus protezi tıkar (sabah kalkarken veya yemekten sonra), bu durum kişinin konuşma yeteneği olumsuz önde etkiler. Temizlik yapışkan gıdalar yedikten sonra veya ses zayıf olduğunda da işe yarar.

Bir protez temizlik fırçası ve su püskürtme haznesi ile temizlenmelidir.

Kaçağın bakım ve onarımı

Kaçağın bakım ve onarımı ile ilgili öneriler şöyledir:

- Fırçayı kullanmadan önce bir kapta hazırlanan sıcak suda (14. Resim) batırıp bir iki saniye bekletilmelidir.

- İlk başta protezin etrafındaki mukus, ucu yuvarlak cımbız ile temizlenmelidir. Ardından fırçayı protezin içine sokup (çok derin değil) cihazın içini temizlemek için bir kaç kez döndürülmelidir. Her fırçalama sonrası fırça ılık suyla yıkanmalıdır. Protez üreticisi tarafından sağlanan hazne ile ılık su kullanılarak (sıcak su değil) iki kez yıkanmalıdır.

- Fırça çıkarılıp sıcak suyla durulanmalı ve bu işlem fırça ile hiç parça gelmeyene kadar iki üç kez tekrarlanmalıdır. Protezi tekrar fırçalamadan önce fırçanın çok sıcak olmayacak derecede ılımasını bekleyin. Fırça sıcak suya batırıldığından, fırçayı valvin ötesine derine iterek yemek borusunu hasar vermekden kaçınılmalıdır.

- Protez üreticisi tarafından sağlanan hazne ile, ılık su kullanılarak (sıcak su değil) iki kez protez yıkanmalıdır (15. Resim). Özofagusu hasarlandırmamak için ılık sudan bir yudum alarak çok sıcak olmadığı mutlaka kontrol edilmelidir. Protezin açık kısmı hafif baskı ile tıkanırken hazne proteze uygulanmalıdır. Haznenin gereken uç açısı kişiden kişiye değişmektedir. (SLP en uygun açıyı nasıl ayarlamanız gerektiğini gösterebilir). Fazla basınc suyun trakeye sıçramasına sebep olacagı için protezin su ile fişkırtılması çok hassas bir şekilde yapılmalıdır.

- Bakteri ve mantar tabakası oluşumunun önlenmelidir (aşağıdaki bölüm).

Ilık su kullanımı kuru salgı ve mukusu yumusattığı, hatta kurumuş olan salgıları ve protezde oluşmuş mantar kolonilerini (öldürebilirde) uzaklaştırabildiği için temizlikte oda sıcaklığındaki sudan daha faydalı olmaktadır.

Ses protezi üretici firma tarafından verilen fırça ve hazne belgeleri onların nasıl temizlenip ne zaman atılması gerektiğini açıklar. Fırça uçları eğrildiğinde ve yıprandığında değiştirilmelidir.

Protezin fırça ve haznesi mümkün olduğunca her kullanımdan sonra sıcak su ile temizlenmeli ve kurulanmalıdır. Temizlemenin bir diğer yolu da bunları temiz bir havlu üzerinde ünde birkaç saat güneşte tutmaktır. Bu yontem ile güneşin ultraviyole ışınları kullanılarak bakteri ve mantar sayısını düşürülür.

Trakeye günde en az iki defa (hava kuru ise daha fazla sıklıkta) 2-3 cc steril salin konulması (16. Resim), HME'nin 24/7 kullanılması ve odayı makine ile nemli tutmak mukusu yumuşatır ve ses protezinin tıkanmasını önler.

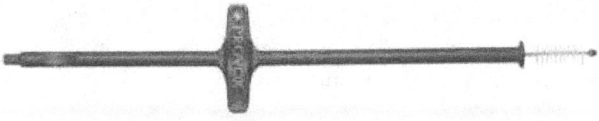

14. Resim: Bir ses protezi temizlik fırçası (Atos Medical)

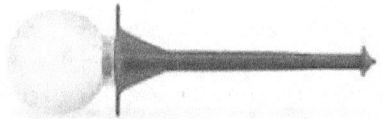

15. Resim: Bir ses protezi yıkama haznesi (Atos Medical)

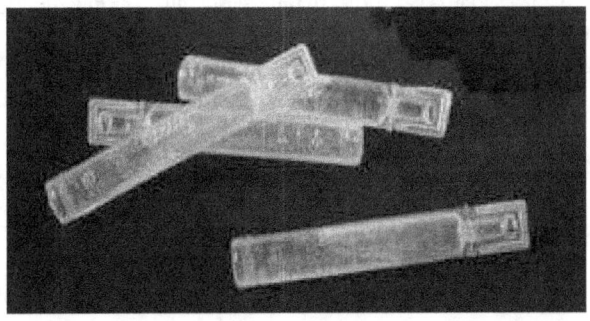

16. Resim: Solunum yolunda kullanılan bir steril salin solüsyonu şişesi (Salin topuzu)

Ses protezi üzerinde mantar ve bakteri tabakası oluşumunun önlenmesi

Ses protezi üzerinde aşırı mantar ve bakteri birikmesi ve biofilm tabakası (ince sıra halinde yüzeye yapışmış mikroplar) protezde kaçağa ve böylece işlevini görememesine sebep olur.

Yeni bir ses protezi üzerinde bakteri ve mantarın kapağın kapanmadını önleyecek kadar çoğalması uzun vakit alır. Yeni bir ses protezinin kapağının kapanmama sebebinin mantar birikiminden olması nerdeyse imkansızdır. Valv üzerinde biofilm oluşması hava akımına karşı direnç sağlayacağı için konuşmayı da zorlaştırır.

Çalışmayan ses protezini değiştiren kişi protez üzerinde mantar olup olmadığını araştırmalıdır. Valvın kapanmasını önleyen mantar gözle tanımlanabilir, hatta mümküne analiz için laboratuvara örnek gönderilmesi ile bu araştırılabilir.

Mikostatin ve Clotrimazol (Mycelex) (mantar ilacı) kullanılarak ses protezinin mantardan dolayı bozulması önlenebilir. Bu ilaçlar tablet veya sıvı (Mikostatin) veya pastil (Mycelex) halinde reçete ile satılmaktadır. Mikostatin tabletler ezilip suda eritilerek kullanılabilir. Bir kaç makaleye göre elma sirkesi ile gargara yapılıp yutulduğunda mantar üremesi engellenebilir.

Mantar ilacının (Mikostatin) sadece mantardan şüphelenilerek kullanılması yanlıştır. ilaç pahalıdır, gereksiz yere kullanımı ilaca dirençli mantar formlarının üremesine ve diğer yan etkilere yol açabilir. Önleyici mantar tedavisi, diyabetiklerde, kemoterapi ve steroid kullananlarda, antibiyotik kullananlarda ve ağızda mantar üremesi teşhis edilenlerde (dil üzerinde tabaka) kullanılabilir.

Mantarların protezde üremesine engel olan bir kaç yöntem bulunmaktadır:

- Yiyecek ve içeceklerde şeker tüketimini azaltılmalı, eğer tüketildiyse ardından dişler fırçalanmalıdır.

- Her yemekten sonra ve yatmadan önce dişler fırçalanmalıdır.

- Diş protezleri her gün temizlenmelidir.

- Diyabetik hastalar (şeker hastaları) kan şekerlerini normal düzeyde tutmalıdırlar.

- Antibiyotik ve kortikosteroid ilaçlar sadece gerektiğinde kullanılmalıdır

- Ağızdan alından mantar gargaraları kullanıldıktan 30 dakika sonra dişler fırçalanmalıdır. Bazı gargaralar şeker içermektedir.

- Yatmadan önce, protezin yıkama fırçası mikostatin (mantar gargarası) veya elma sirkesi dolu kaba batırarak protez içi fırçalanmalıdır. (Evde Mikostatin tabletin 1/4'ü 3-5 cc su içerisinde eritilerek bu ilaç hazırlanabilir). Bu tür temizlemede solüsyonun bir kısmı protez içerisinde kalır. Kapta kalan solüsyon atılmalıdır, tekrar kullanılmamalıdır. Protezin içinde çok fazla mikostatin veya sirke ilacın nefes borusunda kaçmasına sebep olabilir. Solüsyonu koyduktan sonra birkaç sözcük konuşarak solüsyonun protezin daha iç kısmına itilmesi sağlanır.

- Probiyotikli yoğurtlar ve probiyotik preperatları tüketilmelidir.

- Dil üzerinde beyaz plaklar halinde mantar varsa dil üzeri nazikçe fırçalanmalıdır.

- Mantar probleminin çözümünün ardından tekrar üremesini engellemek için diş fırçası değiştirilmelidir.

- Protez fırçası temiz tutulmalıdır.

4. Bölüm:

COVID-19 pandemi döneminde mukus. solunum ve zindelik

Mukus üretimi ve havanın nemini artırmak

Larenjektomi den önce kişide vücuda alınan hava vucüt ısısına getirilir, nemlendirilir ve toz ve mikroplar gibi parçacıklar üst solunum yolunda temizlenir. Larenjektomi sonrası bu görevi yapacak üst solunum yolları atlanarak geçildiği için bu fonksiyonların mümkün olduğunca yeniden sağlanması önemlidir. Bu durum COVID-19 pandemisinde de devam etmelidir.

Larenjektomi sonrası burun ve ağızdan geçmeyen hava yeterince nemlenmez, buna bağlı olarak trakeadaki kuruluk, çatlama ve kanamaya yol açar. Eger kanama uzun süre devam ederse ve nem artışına cevap vermezse hemen bir doktora danışılmalıdır. Mukus miktarı ve rengi sorun yaratıyorsa da doktora danışılmalıdır.

Trake kuruluğu, iritasyon ve aşırı mukus salgılanması tıkanmalara sebep olur. Bu tıkanıklıklar solunum yolunda rahatsızlıklara sebep verir ve hatta akciğerin bazı bölgelerinin kolaps olmasına (atelektazi) da sebep olabilir. İrite olmuş bir trake COVID-19 ve diğer solunum yolu virüslerine karşı daha az dirençlidir.

Daha iyi nemlendirme için aşağıdaki adımlar izlenmelidir.

- Sürekli 24/7 HME kullanılarak trakeada nem artırılabilir ve trake ve akciğerdeki ısı korunabilir.

- Stoma kapağı çevresindeki koruyucu örtülerin nemli hava alabilmesi için ıslatılabilir.

  HME den daha az etkili olan bir yöntem olsa da, filtre ve stoma kapağını ıslak temiz bir bez ile kapatmak nemi artırdığı için yine de fayda sağlamaktadır.

- Yeterince su ve sıvı içmek çok önemlidir.

- Trakea ve stomaya günde en az 3-5 kere 3-5 cc salin (tercihen salin topuzu) koymak yararlı olabilir.

- Ortamın nemini 40-50% de tutacak şekilde buhar makinesi kullanmalı ve buhar oranını ölçerek kontrol altında tutulmalıdır. Bu özellikle yaz aylarında klima ve kış aylarında ısıtıcı kullanılan dönemlerde önemlidir.

- Günde iki defa nebulizer kullanmak

- Buhar uygulamaları veya kaynayan suyun olduğu bir kap içinde (güvenli bir mesafeden) nefes almak kuruluğu azaltır.

Bu konuda daha fazla bilgi Larenjektomi Rehberi https://irp-cdn.multiscreensite.com/c6a15bae/ files/uploaded/Lary%20Guide%20Turkish.pdf, http://bit.ly/38BJUnt ve https:// dribrook.blogspot.com/p/mucous-and-airway-care.html de bulunabilir.

Solunum rahabilitasyonu

Larenjektomi sonrası hava, üst solunum yollarını atlayarak stoma yoluyla direk nefes borusu ve akciğerlere gider. Bu değişiklik nefes almak için gereken çabayı ve hatta akciğer fonksiyonlarını da etkiler. Bu durum bir takım düzenlemeler yapılmasını ve nefes almanın yeniden öğrenmeyi gerektirir. Larenjektomili kişilerde hava ağız ve burunu atlayarak ilerler, bu yüzden trakede direnç azalmıştır ve onlar için aslında nefes alıp vermek daha kolaydır. Havayı akciğerlere çekmek daha kolay olduğu için Larenjektomiliiler daha önce nefes aldıkları gibi ciğerlerini şişirip indirmek zorunda kalmaz. Bu nedenle larenjektomili hastalarda akciğer (AC) kapasitesinde ve nefes alıp verme yeteneğinde azalma sık görülür. Bunun sonucu akciğer aşağı lobları çökebilir (atelaktasiz). Akciğerin atelektasız kısmı solunum yolu virüs enfeksiyonlarına karşı daha fazla risk altındadır ve hastaya oksijen takviyesi zorlaşır. larengektomili hastaların akciğer kapasitesini koruma ve artırma için şu yöntemler kullanılmalıdır:

- HME kullanımı hava yollarında direnc oluşturur, bu durum da kişi ihtiyaci olan oksijeni almak için akciğerlerini tamamen doldurur.

- Solunum terapisti denetim ve gözetimi altında nefes alma ekzersizleri yapmak. Bu kişinin akciğerlerini doldurur, kalp ve nefes alma kapasitesini olumlu yonde etkiler. Nefes alma yeteneğini artırmanın bir diğer yolu da modife edilmiş spirometre (solunum egzersiiz cihazı) kullanmaktır (topu belirli aralığa getiren bir

  alet). Kişi yan göstergesine işaret koyarak ilerlemesini gözetleyebilir. (17. Resim). Spirometre, ağızlığı stoma üzerine sığabilecek bir biberon ucu ile değiştirilerek larengektomilere uygun şekile getirilebilir. Akciğerleri genişletmenin bir diğer yolu da 2-3 derin nefes alıp tutmak ve yavaşça dışarı bırakmaktır.

- Diyaframdan nefes alıp verilmelidir. Bu metodla akciğerlerde daha fazla solunum kapasitesi oluşması sağlanır. Bu yöntem spor yaparken (yürüyüş, bisiklet sürme gibi)veya dinlenirken uygulanabilir.

35

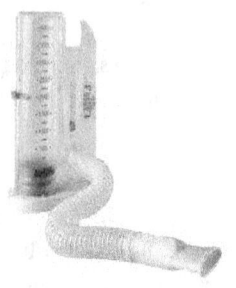

17. Resim: Spirometre

Bu konuda daha fazla bilgi Larenjektomi Rehberi https://irp-cdn.multiscreensite.com/c6a15bae files/uploaded/Lary%20Guide%20Turkish.pdf, http://bit.ly/38BJUnt ve https:// dribrook.blogspot.com/p/mucous-and-airway-care.html de bulunabilir.

COVID-19 pandemi döneminde yeterli beslenmek ve zinde kalmak

COVID-19 pandemi döneminde zinde kalmak ve spor yapmak zor olabilir. Sosyal mesafe korunması ve evde izolasyon gerekçesiyle bir çok spor salonu kapanmıştır. Fakat Larengektomililer hem zihin hem vücut sağlıkları için sürekli spor yapmalı ve aktif kalmalıdır. Evde sabit aletler, bisiklet dahil, ile egzersiz yapmak zinde kalmanızı sağlayacaktır. Sosyal mesafeyi koruyarak, maske ve HME kullanarak dışarıda yürüyüs yapmak da faydalıdır.

Dengeli beslenen insanlar güçlü bağışıklık sistemleri sayesinde daha sağlıklıdır ve kronik ve enfeksiyon hastalıklarına karşı daha dirençlidir. Yeterli beslenme larenjektomililer için çok önemlidir, ancak onların yutkunma problemleri bu durumu zorlaştırır. (Bu konuda daha fazla bilgiyi https://dribrook.blogspot.com/p/eating-and-swallowing-issues.html da bulabilirsiniz).

Dünya Sağlık Örgütüne (DSÖ) göre COVID-19 salgın döneminde yeterli beslenme ve hidrasyon hayati önem taşıyor, (WHO) (http://www.emro.who.int/nutrition/nutrition-infocus/nutritionadvice-for-adults-during-the-covid-19-outbreak.html.). Yetişkinlerde vücuda gerekli vitamin, mineral, protein, antioksidan ve lif ihtiyacını karşılamak için her gün farklı ve taze yiyecekler yemeleri öneriliyor. Yeteri kadar su içmek de çok önemlidir. DSÖ şekerli, yağlı ve tuzlu gıdalardan uzak durmanın şişmanlık, kalp hastalığı, inme, şeker ve bazı kanser hastalıklarına yakalanma riskini azaltacığını belirtiyor.

5. Bölüm:

Lenfodem ve fibrozis tedavisi ve Özofagus dilatasyon

COVID-19 pandemi döneminde Lenfodem ve fibrozis tedavisi

Baş ve Boyun kanseri sebebi ile radyasyon terapisi almış ve ameliyat geçirmis kişilerin, tedavi yan etkisi olarak ortaya çıkan fibrozis ve lenfodem tedavilerini sürekli uygulamaları çok önemlidir.

COVID-19 pandemi döneminde fizik terapi ve lenfodem uzmanlarını bulmak zor veya imkansız olabilir. Bazı terapistler telemedicine yoluyla yardımcı olabilmektedir. Birçok terapist hastalara modifiye edilmiş bir şekilde tedavilerini geçici olarak evde kendileri uygulamalarını tavsiye etmektedir.

Fibrozis tedavisi evde sağa sola boyun refleksiyonu, baş rotasyonu, omuz sıkıştırma ve döndürme ve one doğru germe gibi egzersizlerle boyun kaslarını çalıştırarak devam edebilir. Egzersizler boyun sertliğini azaltır ve boyun hareketliliğini artırabilir. Hastaların bu egzersizleri boyun hareketliliğini sürdürmek için kimi zaman hayat boyu devam ettirmeleri gerekebilir.

Lenfoma tedavisi biriken lenf sıvısının manuel olarak başka bolgeye dağıtılması, kompresyon bandajı kullanarak, çözüm getiren egzersizler yaparak ve ciltlerini iyi koruyarak evde yapılabilir.

En doğrusu hastanın bir uzmana danışıp kendisine en uygun yöntemleri keşfetmesi ve bunu uygulamasıdır. Bu konuda daha fazla bilgi Larenjektomi Rehberi https://irpcdn.multiscreensite.com/c6a15bae/files/uploaded/Lary%20Guide%20Turkish.pdf, Laryngectomee Guide at http://bit.ly/38BJUnt ve https://dribrook.blogspot.com/p/lymphedemaand-neck-swelling.html (lenfodem için) ve https://dribrook.blogspot.com/p/radiation-sideeffects.html (fibrozis için) de bulunabilir.

COVID-19 pandemi döneminde Özofagusta veya nazofarangeal daralma ile mücadele

Corona (COVID-19) pandemisi Baş Boyun Kanseri hastaları ve onların doktorları için bir çok sıkıntı yaratmaktadır. Poliklinik servislerinin en aza indirilmesi ve sınırlandırılması sonucu özofagusta ve/veya nazofarangeal dilatasyonu yapılamayabilir.

Aşağıdakiler bu sorunlar ile nasıl mücadele edilebileceğini gösterir:

- Evde otomatik dilasyon makinesi ile dilasyon yapmak

- Daralmayı tedavi eden işlemler uygulatmak (stent takılması, lazer gibi)

- Geçici olarak sıvı veya yumuşak gıdalar ile beslenmek

- Yemek yemek için gastrik tüp kullanmak

Konuşma terapisti veya doktora danışmak faydalı olabilir. Bir çok sağlık kurulusu yeteri kadar sıvı ve kalori alamayanlar için dilasyon uygulamaktadır.

Bu konuda daha fazla bilgi Larenjektomi Rehberi https://irp-cdn.multiscreensite.com/c6a15bae/files/uploaded/Lary%20Guide%20Turkish.pdf, The Laryngectomee Guide http://bit.ly/38BJUnt ve https://dribrook.blogspot.com/p/eating-and-swallowing-issues.html de bulunabilir.

6. Bölüm:

Hastaneye yatmak

Larenjektomililerin hastaneye yatması komunikasyon zorlukları ve durumlarından kaynaklanan özel ihtiyaçları sebebi ile hazırlık gerektirir. Acil bir duruma hazırlıklı olmak amacıyla, her zaman hastaneye yatacak gibi hazırlıklı olmak gerekmektedir.

Hastaneye giderken yanınızda götürmeniz gereken bilgi ve malzemeler

Larenjektomililerin hastane veya herhangi bir sağlık kuruluşunda acil veya acil olmayan tıbbi müdahaleye ihtiyaçları olabilir. Sağlık personelleri ile iletişim kurup gerekli bilgiyi vermeleri özellikle stresli zamanda zor olacağı için içerisinde gerekli bilgi ve belgelerin olduğu bir dosyayı hazırda tutmak faydalı olacaktır. Ayrıca içerisinde stoma bakımı için gerekli ve kominikasyonu mümkün kılacak malzemelerin bulunduğu bir çantayı hazırda tutmak da yardımcı olacaktır (18. Resim). Bu çanta ve dosya kolay erişilebilir bir yerde tutulmalıdrı.

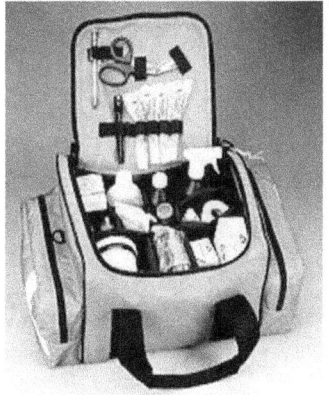

18. Resim: Acil durum çantası

Acil durum çantasının içerisinde şunlar olmalıdır:

- Sağlık durumunu ve geçirdiği ameliyatları özetleyen, alerji ve kullandığı ilaçlar dahil bir yazı.

- Geçirilen tedaviler, kullanılınan ilaçlar, radyolojik testlerin filmleri ve sonuçları, ve labaratuvar sonuçlarını içeren liste. Bu bigiler bir disk veya flaş sürücü icinde olabilir.

- İletişim bigileri ve sağlık sigortası belgesi.

- Larenjektomilinin doktor, konuşma terapisti, aile veya yakınlarının iletişim bilgieri (telefon, emaıl, adres gibi).

- Larenjektomilinin boyun anatomisini, protez var ise bunun bulunduğu üst solunum yolunu, yandan gösteren bir çizim/resim.

- Kağıt ve kalem.

- Bir elektrolarenks ve yedek pil (ses protezi kullananlar dahil).

- Bir kutu kağıt mendil.

- Salin solüsyonu hapı, HME filtresi, HME kutusu, ve bunları çıkarıp takmak için gerekli olacak malzemeler (alkol, yapıştırıcı gibi) ve protezin temizliği için gerekli olan (fırça gibi)

- Cımbız, ayna, el lambası (fazladan pil ile birlikte)

Herhangi bir acil sağlık durumuda yardım ararken bu malzemelerin hazırda olması çok önemlidir. Boyundan nefes alan larenjektomilinin bunu ifade eden bileklik takması gerekmektedir (19. Resim).

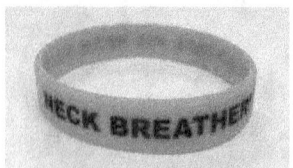

19. Resim: Boynundan nefes alanlar için bileklik

Boynundan nefes alan (larenjektomi dahil) hastaların hastanede yeterli bakım aldığınızdan emin olmak

Boynundan nefes alanların hastanede yeterli bakımı alamama riski yüksektir. Sağlık görevlileri çoğu zaman onların durumları hakkında bilgili değildir, solunum yollarına nasıl müdahele edeceklerini bilemezler ve onlarla iletisim kuramazlar.

COVID-19 pandemisinin sağlık görevlileri üzerine yüklediği aşırı işten dolayı larenjektomilinin özel ihtiyaçlarına özen gösteremiyebilirler. Bir çok sağlık kuruluşu refakatçıya izin vermediği veya bunu sınırlı tuttuğu için larenjektomililer personel ile iletişimde zorluk çeker.

Bu yüzden bakımın yeterli olduğundan emin olmak için aşağıdaki adımlar atılabilir:

- Başhemşire ve doktoru larenjektomilinin genel ve özel ihtiyaçları konusunda bilgilendirin. Olası seçici hasta kabul ihtimaline karşı, personele hazırlık yapması ve gerekli malzemeleri temin etmesi için zaman vermek açısından hastaneye

gitmeden önce haber vermek durumu kolaylaştırabilir.

- Başhemşire, anestezi uzmanı ve doktorunuzu (anestezi veya sakinleştirici gerektiren bir tedavi uygulanacaksa) anestezi, vakum, entübasyon ve havalandırma'nın en uygun şekilde nasıl yapılacağını açıklayınız. Onlara youtube'daki videoyu izlettireblirsiniz, https://goo.gl/Unstch. Bu video ayrıca DVD halinde ücretsiz olarak Atos medical den edinilebilir. (20. Resim)

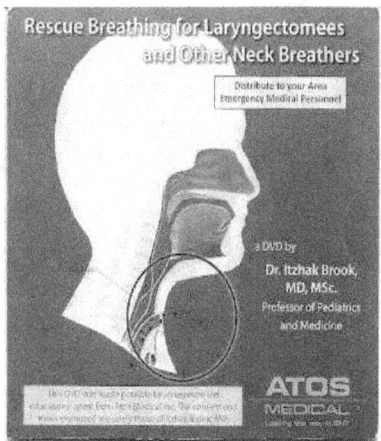

20. Resim: Larenjektomilinin yardım nefesi DVD

- Diyet uzmanını larenjektomilinin yemek gereksinimi konusunda haberdar edin.

- Hastanenin konuşma terapisti ile gerekli malzemelerin bulunması ve yeterli bakım konusunda, mümkün ise yüz yüze görüşülmeli.

- Yutkunmakta güçlük çeken larenjektomilinin ağızdan alınan ilaçların sıvı olarak veya kolay çiğnenebilen türde olması talep edilmelidir.

- Solunum yolu bakımı için gerekli olan salin tablet, oda nemlendiricisi ve vakum gibi özel alet ve malzemelerin talep edin.

- Larenjektomilinin özel durumu konusunda hastane personelinin tekrar tekrar hatırlatılın. Bunu hastanın kendisi veya savunucusu yapabilir.

- Yeterli bakım alamıyorsanız veya hatalar yapılıyorsa hastanenin başhemşire, doktor ve hasta hakları savunucusunu bu konuda bilgilendirin.

- Hastanın odasının kapısına içeride bir larenjektomilinin olduğunu gösteren işaret koyunuz (21. Resim)

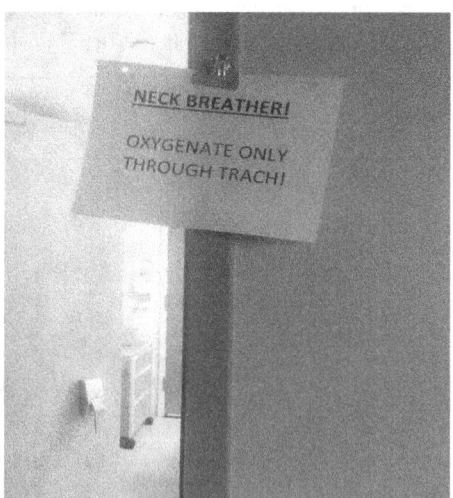

21. Resim: Hastanın odasının kapısına asılan içerde bir arenjektomilinin olduğunu gösteren işaret

- Hastanenin taktığı bilek bandını boyundan nefes aldığınızı gosteren diğer bileklik ile aynı kolunuza giyin (22. Resim). Hastane personeli her defasında hastanın bilekiliğini kontrol etmek zorunda olduğu için böylece boyundan nefes alınması konusunda da hatırlatılmış olurlar.

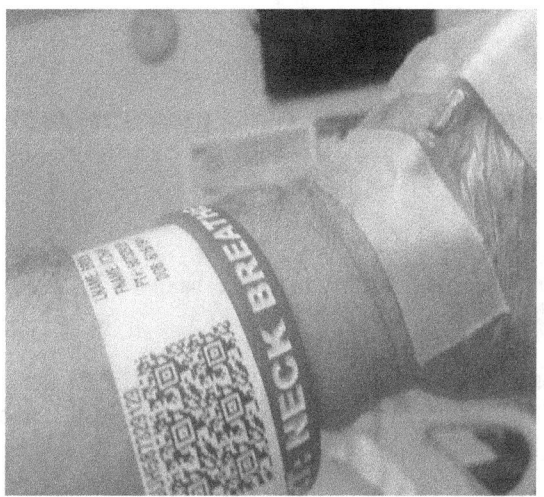

22. Resim: Hasta kimlik bandının aynı kolda giyilmesi

- Larenjektomilinin hastane personeli ile iletişim kurabildiğinden emin olmak gerekir. Trakeo-özofageal konuşanlar hastane döneminde elektrolarenks, yazarak, veya laptop, akıllı telefon gibi konuşmaya çevirebilen aletler aracılığı ile iletişim kurmaları gerekebilir.

- Hastaneye gitmeden önce zorunlu bilgi ve malzemeleri içeren bir çanta hazırlamaları (yukarıdaki gibi).

7. Bölüm:
COVID-19 pandemi döneminde baş boyun kanseri bakım klavuzu

COVID-19 pandemi döneminde baş boyun kanseri bakımı

JAMA Otolaryngology-Head & Neck Surgery iletişim ağında Dr. Givi ve arkadaşları tarafından koronavirus (COVID-19) pandemi döneminde baş boyun muayenesi, cerrahi veya cerrahi olmayan müdahalelerin nasıl yapılması gerektiğine dair bir makale yayınlandı.

Baş boyun muayeneleri şüpheli veya kantlanmış COVID-19 vakalarında yüksek risk taşır, yazarlar bilimsel kaynaklara ve ön safhada çalışan COVID-19 pandemi döneminde iş güvenliği konusunda tecrübeli diğer doktorladan aldığı bilgiye dayanarak sağlık çalışanlarını korumak adına bu klavuzu hazırladı. Bu klavuz aşağıdakileri belirtir:

- Acil olmayan bütün randevular hastanın ve sağlık görevlisinin enfeksiyon riskini azaltmak adına ertelenmelidir. Bu ertelemelere zararsız seyirli hastalıklar ve tedavi sonrası kontroller dahildir.

- Hastalar yeni veya tekrar eden kanser ile ilgili sorunları ve COVID-19 semptomları hakkında önce telefonda sorgulanmalıdır.

- Muayene edilmediği takdirde ciddi sağlık sorunu riski taşıyan hastalar yüz yüze muayeneye kabul edilmelidir.

- Hasta ilişkileri ve desteği için yüz yüze görüşmek zorunlu değildir. Telefon, video ve telemdicine aracılığı ile görüşme yapılabilir.

- Yüz yüze muayeneler sadece detaylı baş boyun muayenesi gerektiren hastalara yapılmalıdır (ameliyat sonrası kontrol, Trakeo-özofageal protez sorunları, veya kanserin nükse etmesi riski gibi durumlarda). Tarama ve bununla ilgili diğer prosedürler için daha detaylı klavuz da yayınlanmıştır.

Dikkatle pilanlanmış prosedürlere uyulduğu takdirde yeterli hizmet alınması ve sağlık görevlileri ve hastaların korunması mümkün olacaktır.

Bu makaleyi https://jamanetwork.com/journals/jamaotolaryngology/fullarticle/2764032 den okuyabilirsiniz.

Hennessy et al. tam Larenjektomi hastaları için gereken ilave değerlendirme ve uygulamaları anlatıldığı bir çalışma yayınlamıştır. Bu çalışma ayrıca larenjektomi hastalarının halka açık yerlere maruz kalmasını nasıl en aza indirileceğini anlatır ve öneriler sunar.

https://authorea.com/users/5588/articles/440471-a-commentary-on-the-management-of-totallaryngectomy-patients?commit=79a4762517151daa75e748822146d03e37328943.

8. Bölüm:
Evinizi koronavirüsten korumak

Evinizi koronavirüsten nasıl koruyabilirsiniz

COVID-19 pandemi döneminde mümkün olduğu kadar evde kalınması tavsiye edilmektedir. Ancak market, eczane gibi yerelere gitmek zorunlu olacaktır.

COVID-19 ile ilgili öneriler değişebileceği için Amerikan Hastalık Kontrol Şefliği (CDC) ve yerel sağlık kuruluşlarının önerilerini önlem almak adına takip etmek önemlidir.

Dışarı da yapılacak işler için topluma maruz kalma riskini azaltmak adına evden bir kişiyi görevlendirmek en iyisidir. Evin dışarısında veya çok fazla geçişin olmadığı bir oda, alınan malzemelerin dezenfekte olması veya orada karantinaya alınması için, dezenfekte bölgesi olarak ayrılabilir.

Evden dışarı çıktığınızda

- Başkaları ile en az 2 metre sosyal mesafeyi koruyun.

- Alışveriş arabası ve sepetinin dokunduğunuz yerlerini dezenfekte edin.

- Süreki özellikle başkalarına yaklaştığınızda maske takın.

- Eldüven takmak zorunlu değildir. Ancak dışardayken elleri sık sık yıkamak ve yüzünüze dokunmamak gerekir.

Eve döndüğünüzde

- Ellerinizi 20 saniye süreyle sabun ve su kullanarak yıkayın.

- Paketlenmiş gıdaları dezenfekte alanınızda dezenfekte edin.

- Sebze ve meyveleri mutfağınıza koymadan önce iyice yıkayın.

Dezenfekte

- Kapı kolu, anahtar, telefon, uzaktan kumanda piriz gibi dokunduğunuz her şeyi dezenfekte edin.

- Etkinliği onaylanmış (Sağlık Bakanlığının onayladığı) dezenfektan kullanın ve yüzeyleri 3-5 dakika bu dezenfektan ile ıslak bırakın.

Eve teslim edilen

- Dağıtıcı kişiye getirdiği malzemeleri kapı önünde veya sizin belirlediğiniz başka bir yere bırakmasını söyleyin.

- Eğer kapıya gelmek zorunda ise 2 metre mesafe bırakmasını söyleyin.

- Ödeme ve bahşişinizi mümkün olduğu kadar internetten yapın.

- Postadan gelen paketleri aldıktan sonra ellerinizi yıkayın.

- Paket ve zarfları açmadan önce 1-2 gün bekleyin. Bu mümkün değilse açtıktan sonra ellerinizi yıkayın.

Çamaşırlar

- Çamaşırları düzenli olarak mümkün olan en ılık derecede yıkayın.

- Çamasır sepetini dezenfekte edin , mümkünse içerisine takıp çıkarılabilen yüz takın.

- Kirli çamaşırları virüsleri ortama yaymamak amacı ile çırpmayın.

Misafirler

- Sosyal mesafe zorunlu olduğunda misafir kabul etmeyin.

- Bir yakınınız evinizde kaldığında günlük yaşam alanlarını mümkün olduğu kadar paylaşmayın.

- Ortak yaşam alanına girmek zorunda olduklarında 2 metre mesafeyi koruyun

Evde hastanız olursa

- İlk önce doktorunuzla görüşün.

- Hasta kişiyi farklı bir oda ve tuvalet kullandırarak izole edin.

- Sık dokunulan yüzeyleri hergün dezenfekte edin.

- Onlarla hiçbirşeyi ortak kullanmayın.

- Hastanın çamaşırını yıkarken eldüven kullanın.

- Ellerinizi sık sık yıkamaya devam edin.

- Eğer var ise yüzüne maske takmasını sağlayın

Gerekli malzemeler

- Sağlık Bakanlığının onayladığı dezenfektanlar.

- Eğer dezenfektan yoksa 20 ml hipo + 950 ml su karışımı (evde hazırlanabilir) veya 70% alkol solüsyonu dezenfektan olarak kullanılabilir.

- Çamaşır deterjanı.

- Çöp poşeti.

- Reçeteli ilaçlar.

- Konserve gıda- sebze, meyve, fasülye türleri.

- Kuru gıdalar - ekmek, makarna, fıstık ezmesi gibi.

- Dondurulmuş gıdalar et, sebze, meyve gibi.

Evcil hayvanlar

- Evcil hayvanı dışarda sürekli gözetleyin.

- Oynarken veya yürüyüş yaparken diğer insanlardan uzak tutun.

- Hasta olduğunuzda evcil hayvanınıza bir başkasının bakmasını isteyin.

- Eger hasta olduğunuzda evcil hayvanınıza bakmak zorunda kalırsanız sık sık elinizi yıkayın.

Bu bölüm CNN görevlisi Scottie Andrew'in yazdığı bir makaleden modifiye edilmiştir.

Bilgi kaynakları:
Dr. Leana Wen, eski former Baltimore şehri sağlık başkanı, acil servis doktoru ve Washington George Washington Universitesi profesörü.
Dr. Koushik Kasanagottu, Baltimore Maryland John Hopkins Bayview Medical Center iç hastalukları uluslarası asistanı.
Dr. Richard Kuhn, virolojist, Purdue Institute of Inflammation, Immunology and Infectious Disease direktörü ve Virology dergisi baş editörü.

Amerikan Hastalık Kontrol Şefliği (CDC)

Ek

Yararlı Kaynaklar

- American cancer society information on head and neck cancer:

  http://www.cancer.gov/cancertopics/types/head-and-neck/ • United Kingdom cancer

  support site on head and neck cancer:

  https://www.macmillan.org.uk/information-and-support/larynx-cancer

- International Association of Laryngectomees:

  https://www.theial.com/

- Oral Cancer Foundation:

  http://oralcancerfoundation.org/

- Mouth Cancer Foundation:

  http://www.mouthcancerfoundation.org/

- Support for People with Oral and Head and Neck Cancer:

  http://www.spohnc.org/

- A site that contains useful links for laryngectomees and other head and neck cancer
  patients:

  http://www.bestcancersites.com/laryngeal/

- Laryngectomee Newsletter by Itzhak Brook MD. COVID-19 management in
  laryngectomees   https://laryngectomeenewsletter.blogspot.com/

- Head and Neck Cancer Alliance: http://www.headandneck.org/

- Head and Neck Cancer Alliance Support Community:

  http://www.inspire.com/groups/head-and-neck-cancer-alliance/

- WebWhispers:

http://www.webwhispers.org/

- Self Help for Laryngectomee book by Edmund Lauder:

  https://www.inhealth.com/product_p/ta5000.htm •

My Voice - Itzhak Brook MD information Website:

  http://dribrook.blogspot.com

- The Laryngectomee Guide by Itzhak Brook MD. Paperback and Kindle:

  http://amzn.to/150n3to Free download at
  http://www.entnet.org/content/laryngectomee-guide

- The Laryngectomee Guide Exapanded Edition, 4th edition. by Itzhak Brook MD,
  Paperback and Kindle:

  https://www.amazon.com/dp/1795508299 Free download at http://bit.ly/38BJUnt

- Brook I. My Voice: A Physician's Personal Experience with Throat Cancer.
  Createspace, Charleston SC, 2009. ISBN:1-4392-6386-8   Paperback and Kindle:

  http://goo.gl/j3r51V Free download at https://dribrook.blogspot.com/p/my-voice
  physicians-personal-experience.html

Facebook Larenjektomi Gurupları

- Laryngectomy Support

- Strictly speaking a laryngectomy

- Lary's speakeasy throat cancer group

- Survivors of head and neck cancer

- Throat and oral cancer survivors

- Head and neck cancer survivors

- Support for People with Oral and Head and Neck Cancer (SPOHNC)

- National Association of Laryngectomy Clubs (NALC)

- Webwhispers Facebook group

- Care givers for laryngectomees

Larenjektomiler için başlıca tıbbi malzeme tedarikçileri listesi

- Atos Medical: http://www.atosmedical.us/

- Bruce Medical Supplies: http://www.brucemedical.com/

- Fahl Medizintechnik: http://www.fahl-medizintechnik.de/

- Griffin Laboratories: http://www.griffinlab.com/

- InHealth Technologies: http://store.inhealth.com/

- Lauder The Electrolarynx Company: http://www.electrolarynx.com/

- Luminaud Inc.: http://www.luminaud.com/

- Romet Electronic larynx: http://www.romet.us/

- Ultravoice: http://www.ultravoice.com/

- Ceredas : http://www.ceredas.com/

Yazar hakkında

Dr. Itzhak Brook Çocuk Hastalıkları ve Bulaşıcı Hastalıklar konusunda uzmanlaşmıs bir doktordur. Kendisi Washington D.C Georgetown Üniversitesi Çocuk bölümünde profesördür ve uzmanlık alanı sinüzit dahil anaerobik baş boyun enfeksiyonlarıdır. Solunum yolları enfeksiyonları ve iyonlaştırıcı radyasyon sonrası enfeksiyonlar konusunda geniş araştırmalar yapmıştır. Dr. Brook Amerıkan Deniz Kuvvetlerine 27 yıl hizmet vermiştir. Kendisi 6 tıp ders kitabı, 160 tıp kitap bölümü ve 770 den fazla bilimsel yayın yazmıştır. Tıbbi dergilerde üç editor ve dört ortak editör görevi yapmaktadır. Dr. Brook "My Voice-a Physician's Personal Experience with Throat Cancer", " The Laryngectomee Guide", ve "In the Sands of Sinai-a Physician's Account of the Yom-Kippur War" kitaplarının da yazarıdır. Baş Boyun Kanseri Birliği (Head and Neck Cancer Alliance) yönetim kurulu üyesidir. Dr. Brook American Academy of Otolaryngology-Head and Neck Surgery 2012 J. Conley Tıbbi Etikler Okutmanlık ödülüne layık görülmüştür. Dr. Brook a 2006 yılında boğaz kanseri teşhisi konmuş ve 2008 yılında Larenjektomili olmuştur.

www.ingramcontent.com/pod-product-compliance
Lightning Source LLC
Chambersburg PA
CBHW071114220526
45467CB00004B/1860